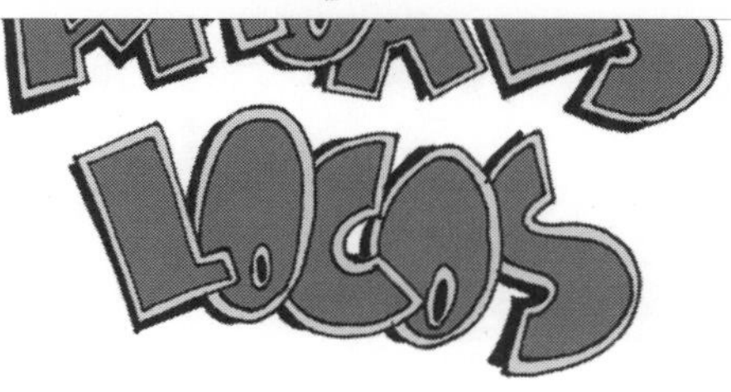

y los peligros del contagio

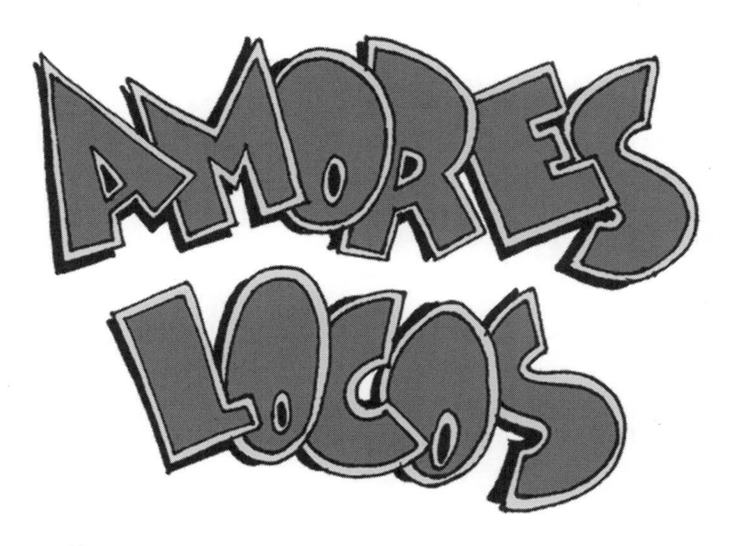

y los peligros del contagio

GONZÁLO ABURTO INIESTA

JUANA PONCE DE LEÓN
Editora de la colección "Está en tus manos"

Siete Cuentos Editorial
Nueva York

Primera edición E.E.U.U.

Seven Stories Press/Siete Cuentos Editorial
140 Watts Street
New York NY 10013
www.sevenstories.com

En Canada: Hushion House, 36 Horthline Road, Toronto, Ontario M4B 3E2

En G.B.: Turnaround Publisher Services Ltd., Unit 3, Olympia Trading Estate, Coburg Road, Wood Green, London N22 6TZ

En Australia: Tower Books, 9/19 Rodborough Road, Frenchs Forest NSW 2086

Library of Congress Cataloging-in-Publication Data
Aburto, Gonzálo.
Amores locos y los peligros del contagio / Gonzálo Aburto.—1a. ed.
p. cm.
ISBN 1-58322-276-6 (pbk.)
1. AIDS (Disease)—Popular works. I. Title.

RC606.64 .A26 2001
616.97'92—dc21

2001041123

9 8 7 6 5 4 3 2 1

Profesores de universidad pueden obtener ejemplares para revisión sin costo alguno, por un periodo de seis (6) meses, directamente de Siete Cuentos Editorial/Seven Stories Press. Para hacer su pedido, por favor ir al www.sevenstories.com/textbook, o enviar un fax con membrete oficial de la universidad al (212) 226-1411.

Tipografía y diseño: M. Astella Saw

Impreso en Canada

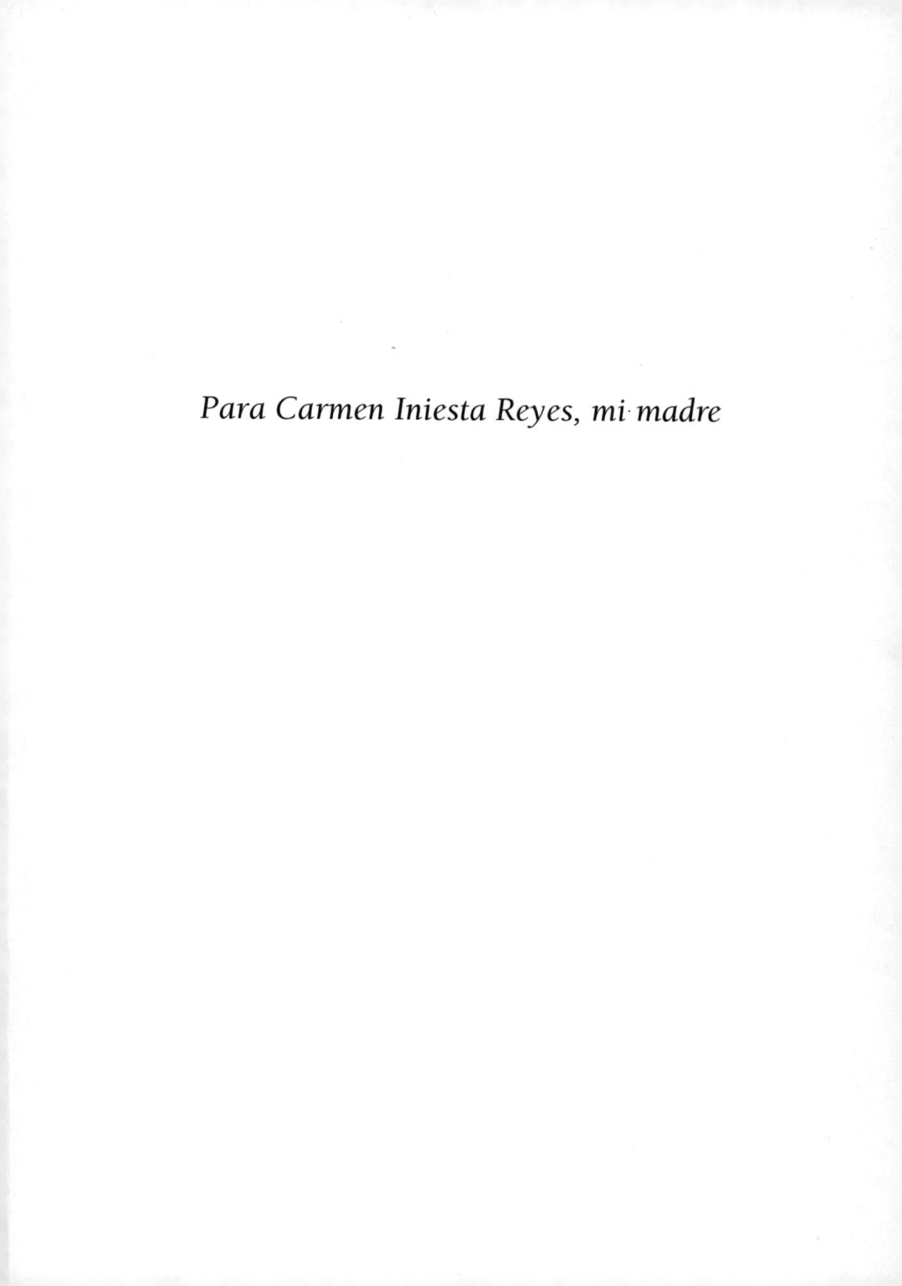

Para Carmen Iniesta Reyes, mi madre

CONTENIDO

PREFACIO

> "...Cuando se enfrenta a la muerte pocas cosas asustan y ninguna mordaza silencia. Nuestra salud está en nuestras manos y no podemos descuidarnos. Son nuestras voces las que continúan marcando el sendero a recorrer y nuestros pies, el ritmo del paso."
> —Alfredo González, activista y luchador social que vive con VIH/SIDA.

¡Está en tus manos! Ese es el título de la colección de Siete Cuentos Editorial que se inicia con este libro. Nada más apropiado para un trabajo en donde se trata un tema que, a dos décadas de su aparición, ha cambiado la forma en que los seres humanos nos relacionamos y también ha modificado la percepción de nosotros mismos, de lo que somos y de quienes nos rodean.

A 20 años de su aparición, el SIDA sigue produciendo miedo y temor.

Afortunadamente, hoy no todo es muerte y estigma para quienes viven actualmente con esta condición. Sin embargo, a pesar de los avances que se han logrado, las últimas estadísticas del Centro para el Control y Prevención de Enfermedades de Estados Unidos (en inglés: Center for Disease Control o CDC) señalan que entre los jóvenes, (particularmente en los gays latinos) de este país, hay un aumento en el índice de infecciones del Virus de Inmunodeficiencia Humana o VIH. Por eso, ojalá que este trabajo sirva como una herramienta para despejar y destruir algunos mitos que todavía subsisten entre las diversas comunidades latinas que viven en el país y que la información que aquí se presenta sirva para que los jóvenes de nuestra comunidad tomen las decisiones adecuadas para protegersen.

El SIDA es un tema del que hay mucho que decir. Este trabajo no presenta nada que no se haya dicho antes, (e incluso tal vez escrito), pero es el primer intento de abordar el tema de una manera estructurada, sencilla y simple, que le permita a quien lo lea tener una visión amplia y a la vez particular de lo que es el VIH/SIDA.

Este trabajo es también un homenaje a los miles de luchadores anónimos (muertos y vivos) que con su trabajo han hecho que la esperanza que empieza a cobijar a quienes viven con VIH sea una realidad. Espero que también sirva para motivarnos como comunidad y hacer lo necesario para asegurarnos de que no vamos a perder otra generación de jóvenes latinos por esta enfermedad. Tenemos que asumir esa responsabilidad colectivamente para poder garantizar a la nueva generación de latinos y latinas de este país que podrán vivir una vida plena y lograrán realizar sus sueños y proyectos; y eso sólo lo podremos lograr si les damos las herramientas necesarias para que tomen las decisiones que más les convengan cuando se enfrenten a situaciones que afectarán su futuro y su vida misma y entonces podremos decirles: ¡Está en tus manos!

INTRODUCCIÓN

Los años 80 serán recordados por la caída del Muro de Berlín y el desmoronamiento del bloque de países de la Unión Soviética. Pero sobre todo, serán recordados por la aparición de una de las enfermedades más devastadoras en la historia de la humanidad: EL SIDA.

A través de la historia, la humanidad ha confrontado múltiples desafíos, algunos de los cuales han puesto en peligro la supervivencia de la especie humana, pero sin duda, la epidemia del SIDA es una de las plagas más destructivas que han azotado a la humanidad.

Hace ya dos décadas, en el año 1981, se identificó en Los Angeles y en Nueva York un grupo de enfermos que presentaban un cuadro médico muy parecido: sufrían de un tipo de pulmonía (Pneumocystis carinii pneumonia) que no era muy común y, además, los enfermos de Nueva York, presentaban también una enfermedad que hasta entonces era considerada muy rara: el Sarkoma de Kaposi (KS), un tipo de cáncer que por lo general afectaba a las personas de ascendencia mediterránea; pero sobre todo, lo que llamó la atención de todo el mundo era el hecho de que todo los enfermos eran homosexuales. En las dos ciudades algunos doctores se estaban enfrentando a la misma situación y la única explicación que se les ocurrió en ese entonces era que las enfermedades eran causadas por algún agente infeccioso. El

Centro para el Control y Prevención de Enfermedades de Estados Unidos CDC (en inglés: Center for Disease Control), reportó el 5 de junio de 1981, en su informe semanal de mortandad ("Morbidity and mortality weekly report"), esta situación. Ésta sería la primera mención oficial de lo que en muy poco tiempo se convertiría en la epidemia del SIDA.

Esa situación marcaría definitivamente el estigma que se asoció con lo que en ese entonces se comenzó a llamar el "cáncer gay" y que los médicos definieron como "Inmunodeficiencia Asociada con los Gays", o en inglés, Gay Related Immune Deficiency (GRID).

Durante esos primeros años, el temor, el miedo y los prejuicios asociados con la homosexualidad hicieron que la mayoría de las personas no prestaran atención a lo que estaba sucediendo y hubo quienes vieron esta nueva enfermedad como "un castigo divino". Sin embargo, pronto se comenzaron a reportar casos de usuarios de drogas intravenosas y de mujeres heterosexuales, así como de hemofílicos, que presentaban los mismos síntomas y enfermedades, por lo que los científicos le dieron el nombre de Síndrome de Inmuno Deficiencia Adquirida o SIDA. Hasta ese momento, lo único que la comunidad médica y científica tenía claro era que las enfermedades eran el resultado de un fallo en el sistema inmunológico de esas personas que les impedía funcionar adecuadamente. Se añadió al nombre la palabra "Adquirida" porque al contrario de otras deficiencias en el sistema de defensa de las personas, parecía que esta enfermedad era adquirida a través de otro agente exterior y se especulaba en ese entonces que probablemente era a través de la sangre.

¿QUÉ SIGNIFICAN LAS SIGLAS VIH Y SIDA?

VIH: Virus de la Inmunodeficiencia Humana
SIDA: Síndrome de Inmunodeficiencia Adquirida
Un síndrome es el conjunto de síntomas y signos derivados de una enfermedad o de una condición clínica. Y se definió como "adquirida", porque es una condición que la persona adquiere durante su vida, es decir que no es algo congénito, que no nació con ella.

¿QUÉ ES EL SIDA?

El SIDA es una enfermedad grave y mortal, causada por un virus llamado VIH (Virus de Inmunodeficiencia Humana). El VIH destruye el sistema inmunólogico de la persona que lo tiene. El sistema inmunológico es el que se encarga de defender al organismo de los ataques de los diferentes tipos de microorganismos e impide, a su vez, la proliferación de células malignas (cánceres). Es el que te mantiene saludable y lucha contra las enfermedades.

El sistema inmunológico actúa en todo el cuerpo por medio de un tipo especial de glóbulos blancos, los linfocitos, que se encuentran en la sangre y son como un ejército ya que se encargan de luchar en contra de todos los microbios que atacan al cuerpo. En el ejército de glóbulos blancos, existen dos grandes grupos de soldados para la batalla: Los linfocitos T4 (células

CD4) que atacan directamente a los invasores y los linfocitos B, que producen unas substancias llamadas anticuerpos que son específicas para cada microbio. Conforme pasa el tiempo, el VIH daña y destruye las células CD4 del sistema inmunológico; cuantas menos células CD4 tenga una persona más probable es que comience a sufrir de enfermedades e infecciones graves que provoquen su muerte.

Es muy importante recalcar que si bien el VIH causa el SIDA, no todas las personas que tienen VIH tienen SIDA. Alguien con VIH puede desarrollar SIDA muy pronto o puede que pasen años, algunas veces más de diez, para que desarrolle SIDA; esto depende de cada persona en particular y de muchos otros factores.

¿CÓMO SE TRANSMITE EL VIH ?

En mayo del 1983 el doctor Luc Montagnier del Instituto Pasteur en París, Francia, informó al mundo que había aislado el virus del SIDA. En abril del siguiente año, el doctor Robert Gallo en Estados Unidos anunció que en su laboratorio también habían aislado el virus. En enero de 1985 los doctores Montagner y Gallo publicaron las secuencias genéticas de los virus que identificaron. Una vez que los científicos pudieron identificar el VIH y su estructura molecular, el siguiente paso fue determinar las formas en que el VIH se transmitía.

Hasta hoy se conocen tres modos de transmisión del VIH y

todos tienen que ver con el intercambio de algunos fluidos corporales que son: la sangre, el semen, los fluidos vaginales y la leche materna de una mujer que tenga VIH.

LA TRANSMISIÓN SEXUAL

Las relaciones sexuales (heterosexuales u homosexuales), en donde se intercambia semen o fluidos vaginales, ya sea por penetración vaginal o anal, pueden transmitir el VIH.

Los contactos oro-genitales (contacto boca-órgano genital), pueden transmitir el VIH si hay cortes o lesiones en la boca o en los órganos genitales.

En general las actividades sexuales que pueden ocasionar lesiones o irritaciones en los órganos genitales del hombre y la mujer, en la boca o en el ano, se consideran como de alto riesgo, ya que aumentan las posibilidades de transmisión.

El riesgo de infección aumenta si una persona tiene múltiples parejas sexuales y sobre todo si no usa protección, es decir, si no utiliza un condón o preservativo; pero una sola relación o contacto sexual puede ser suficiente para adquirir el VIH. El riesgo de transmisión es mayor en el sentido hombre-mujer que en el contrario, mujer-hombre, aunque también sucede. El riesgo aumenta si la mujer se encuentra menstruando (a causa del flujo de sangre).

LA TRANSMISIÓN SANGUÍNEA

La transmisión del VIH por transfusiones o por inyecciones de productos derivados de ella es prácticamente inexistente ya que desde 1987 existe la obligatoriedad de detectar los anticuerpos del VIH en todas las muestras de sangre y sus productos derivados y sólo se utilizan muestras que son seronegativas.

Sin embargo, la transmisión del VIH por la sangre es una de los principales formas de transmisión en algunos países industrializados—como por ejemplo en Estados Unidos—, ya que muchos usuarios de drogas intravenosas comparten las jeringas y los instrumentos que utilizan para preparar e inyectarse la droga.

Los elementos del cuidado personal como tijeras, hojas de afeitar, cepillo dental, sólo presentan un riesgo teórico de transmisión del VIH ya que pueden entrar en contacto con la sangre, es por eso que sólo los debe de utilizar una sola persona y es recomendable mantenerlos desinfectados con alguna solución.

Por eso, se recomienda que cualquier persona que piense que ha tenido un comportamiento de riesgo en los últimos meses, debe de abstenerse de donar sangre u órganos.

LA TRANSMISIÓN MADRE - HIJO

Si una mujer tiene VIH y queda embarazada es probable que pueda transmitirle el virus al feto durante el embarazo. o al bebé en el momento del parto. Amamantar al recién nacido también es una vía de transmisión; por lo tanto, también se debe evitar la lactancia materna cuando la madre es seropositiva. Si una mujer queda embarazada y es VIH positiva se aconseja que tome un tratamiento de la medicina antirretroviral llamada AZT para reducir el riesgo de transmisión del VIH al feto. Actualmente este procedimiento da buenos resultados.

En resumen: lo que tienes que tener muy claro es que puedes contraer VIH si compartes una jeringa con alguien que está infectado, también si tienes relaciones sexuales sin protección con alguien que tiene VIH. Un bebé puede contraer el virus si su madre es VIH positiva durante el embarazo o en el momento del parto y una madre le puede transmitir el virus a su bebé si lo amamanta.

EL VIH NO SE TRANSMITE POR:

Los besos profundos y la masturbación con la pareja no transmiten el VIH siempre que no existan lesiones o heridas sangrantes que puedan poner en contacto sangre contaminada, semen o fluidos vaginales con lesiones del eventual receptor.

El VIH no se transmite por tener contacto casual con una persona que lo tiene. No se transmite por saludar con la mano, por abrazar, por besar, por beber del mismo vaso o taza, por comer del mismo plato, por utilizar el mismo retrete, ni por picaduras de mosquitos, ni por dormir en la misma cama o sentarse en el mismo asiento. No se transmite a través del estornudo o del aire.

CÓMO SE DETECTA EL VIH

En el año 1985 se descubrió en Estados Unidos la primera prueba para detectar los anticuerpos del VIH y desde entonces se utiliza para examinar los suministros de sangre en todo el mundo.

La presencia del VIH en una persona se detecta a partir de un examen de una muestra de sangre a la que se le practica el análisis de anticuerpos anti-VIH por medio de técnicas de laboratorio.

Los métodos para conocer si una persona es portadora o si tiene VIH se basan en la detección de anticuerpos contra el VIH en la sangre, lo que no indica que la persona tiene SIDA sino solamente que posee el virus.

Los anticuerpos son proteínas que el sistema inmunológico produce para eliminar los microorganismos o agentes extraños que pudieran dañarlo. A diferencia de otras enfermedades infecciosas, en las que la detección de anticuerpos refleja usualmente una exposición previa al agente patógeno y su erradicación en un tiempo pasado, (un ejemplo de lo anterior son las vacunas contra la viruela, el sarampión y la polio; cuando nos dan la vacuna, nuestro sistema inmunológico produce anticuerpos particulares a los virus y bacterias que producen esas enfermedades y los neutraliza impidiendo que nos enfermen) en el caso de la infección del VIH, la presencia de anticuerpos indica que el VIH se encuentra en el organismo y que la persona es portadora del virus y por consiguiente existe la posibilidad de que lo transmita a otras, aún en ausencia de manifestaciones clínicas de la infección, es decir, a pesar de que la persona que lo tenga no se sienta mal o no se vea enferma.

Resultados: Las pruebas de detección del VIH pueden dar diferentes resultados.

El resultado positivo de la prueba significa que la persona está infectada y que por lo tanto puede transmitirle el virus a otras. En ese caso se dice que es VIH positivo/a o seropositivo/a.

Se llama "falso positivo" a un resultado que significa que a pesar de dar positivo, la persona no esta infectada; esto puede suceder debido a un error del laboratorio.

Los otros resultados son: el negativo y el "falso negativo".

El negativo indica que el VIH no está presente y por lo tanto se dice que la persona es VIH negativa o seronegativa; el segundo resultado puede indicar que a pesar de que la persona tiene VIH, no ha producido los anticuerpos; a ese periodo se le llama "de ventana" y puede durar de una semana a seis meses.

Cuando se da el caso de que los resultados del examen son indeterminados, es decir que el laboratorio no puede precisar si los resultados son positivos o negativos, se debe practicar otro examen.

TIPOS DE EXÁMENES

ELISA (ENZYME-LINKED INMUNOSORBENT ASSAY).

Esta es la primer prueba que se utilizó para el diagnóstico de la infección del VIH. Es altamente sensible. Un resultado negativo puede significar la inexistencia del virus o su existencia en el "periodo de ventana".

Un resultado positivo significa la presencia de anticuerpos contra el VIH, en ese caso es recomendable repetir la prueba y si resulta positiva nuevamente, se pueden hacer otros exámenes a los que se denomina confirmatorios.

WESTERN BLOT

Esta es una prueba confirmatoria, más precisa y específica que la ELISA. En caso de un resultado de "periodo de ventana" es decir indeterminado, se debe repetir la prueba en un periodo de uno a tres meses.

IFA (INMUNOFLORESCENT ASSAY).

Este examen también se considera como confirmatorio de un resultado positivo de la prueba ELISA.

No existe ninguna manifestación clínica que sea característica de la infección del VIH, aunque la presencia de alguna de ellas pueda sugerir en un contexto determinado la presencia de la infección, no es posible establecer un diagnóstico clínico de la enfermedad, por lo que éste, sólo se puede establecer de un modo definitivo por estos análisis de laboratorio. Por medio de ellos es posible detectar el propio virus o algunos de sus componentes, como proteínas y ácidos nucleicos.

En la actualidad, se ha descubierto que cuando una persona se expone al VIH, cerca de la mitad de quienes se infectan desarrollan en las primeras semanas después de la infección (de 10 a 30 días) un cuadro seudogripal que se conoce como "síndrome retroviral agudo" y que corresponde a las manifestaciones clínicas de la primera etapa de la infección. Después de la infección, el primer marcador serológico que se detecta en algunos pacientes es al antígeno p24, algunas semanas después aparecen los anticuerpos al VIH. Dentro de los 6 meses de la infección del VIH, más del 95 por ciento de las personas infectadas presentan lo que se denomina seroconversión, que es el paso de seronegatividad a seropositividad. Sin embargo, el tiempo que transcurre entre la infección y la detección de la seropositividad, que como se estableció anteriormente también se denomina "periodo ventana", varía de una persona a otra y también depende de la vía de transmisión por la que se ha adquirido el VIH; ya que se ha observado que quienes se infectan a través de la recepción de sangre contaminada por medio de transfusiones, en la mayoría de los casos, pueden tener anticuerpos detectables en un periodo de 3 a 6 semanas, mientras que el periodo de seroconversión es más largo en las personas que se infectan por medio de relaciones sexuales.

CÓMO SE PREVIENE EL VIH

EL SIDA NO DISCRIMINA.

Estos años nos han dejado lecciones muy importantes en lo que se refiere a la prevención del VIH y del SIDA.

La mejor arma con la que contamos es la información. Debemos informarnos e informar a nuestros hijos y a nuestra familia de lo que es el VIH/SIDA, de sus formas de transmisión y de cómo evitarlo.

Cualquiera que sean nuestras creencias religiosas y morales, nuestra responsabilidad es proporcionar a nuestros hijos, a nuestros familiares y seres queridos, y en general a nuestra comunidad, los elementos necesarios para que se protejan y tomen las decisiones adecuadas.

Para algunas personas, la mejor forma de prevención es la abstinencia sexual, es decir, manifiestan que sólo se deben de tener relaciones sexuales dentro del matrimonio y que si todo el mundo observa este consejo, no correrá ningún peligro de contraer no sólo VIH sino cualquier enfermedad venérea. Pero esa recomendación en esta época resulta muy poco realista, ya que está comprobado que la mayoría de las personas comienzan a tener relaciones sexuales entre los 12 y los 16 años, es decir, cuando son adolescentes; además, debido a los tabúes que todavía existen en nuestra cultura y en la sociedad, la mayoría de las personas adquieren sus conocimientos sobre sexualidad fuera de la casa, con los amigos o con personas que están fuera del núcleo familiar. Por eso es un asunto de vida o muerte hablar con nuestros adolescentes sobre la sexualidad y las enfermedades que se transmiten sexualmente (enfermedades venéreas) como la sífilis, la gonorrea y, por supuesto, el SIDA.

EL CONDÓN

Si se tienen relaciones sexuales es indispensable que se use un condón de látex, si es que se van a tener relaciones de penetración —ya sea por la vagina o por el ano—; se ha demostrado científicamente que el uso del condón cuando se tienen relaciones sexuales de este tipo, reduce el riesgo de que el VIH se transmita. No importa que sólo se tengan relaciones sexuales únicamente con una persona. Si piensas que él o ella ha estado en situaciones arriesgadas, ya sea porque no conoces la historia sexual de tu compañero o compañera, de tu esposo o esposa, es imprescindible que utilices un condón nuevo cada vez que tengas relaciones sexuales.

Uno de los mayores problemas para que las personas acepten que tienen que usar condones para protegerse es el machismo, el cual provoca la creencia de que disminuye la sensibilidad cuando se están teniendo relaciones sexuales. El machismo es algo muy grave que en nuestra cultura y en nuestra sociedad se traduce en que las mujeres son el grupo que tiene uno de los índices más altos de infección de VIH en Estados Unidos. Y todavía más desalentador es que la mayoría de las mujeres con VIH fueron infectadas por sus esposos o por sus parejas sexuales. Si tú eres una de esas mujeres, que no logra convencer a su marido o a su pareja sexual que tiene que usar condón y tienes la sospecha o la certeza de que él tiene relaciones sexuales con otras personas además de tenerlas contigo, o de que ha estado en situaciones de riesgo por el uso de drogas intravenosas, puedes pedirle a tu doctor o acudir a un centro comunitario en tu localidad y solicitar a la trabajadora social que te explique como usar el condón femenino y cómo conseguirlo. No todo está perdido.

Lo que hay que tener en cuenta cada vez que se vaya a tener relaciones sexuales

- ☼ Cuando tengas relaciones sexuales utiliza siempre un condón de látex. Usa solamente un lubricante soluble al agua, es decir que no contenga aceites o vaselina, ya que esas sustancias pueden hacer que el condón se rompa.
- ☼ Si vas a tener relaciones sexuales bucogenitales, (o sea sexo con la boca), debes de asegurarte de no tener ningun corte o excoriación en la boca y también, de que tu pareja no tenga ninguna lesión en sus órganos genitales y que no padezca de ninguna enfermedad venérea. Cuando se tienen relaciones sexuales de este tipo, se recomienda utilizar un condón en el caso de los

hombres y se debe evitar la eyaculación en la boca del receptor/a; en caso de que se pase el semen en la boca hay que asegurarse de no tragárselo.

- Cuando se tiene sexo oral con mujeres se recomienda utilizar una barrera de látex o "dental dam", (un plástico cuadrado que se puede conseguir en las farmacias), también se puede hacer uno cortando un condón por la mitad para colocarlo en la vulva.
- Si la mujer está menstruando o tiene la regla, hay que evitar el sexo oral.
- En el caso de los usuarios de drogas intravenosas, deben evitar compartir jeringas. Pueden desinfectar los instrumentos que utilizan para preparar la droga y para inyectarse utilizando cloro y agua. También en algunos estados de la Unión Americana existen programas de intercambio de jeringas, en los que trabajadores y voluntarios visitan algunos vecindarios para cambiar las jeringas usadas por jeringas nuevas.

A QUIEN LE DA SIDA

Una lección importante, resultado de todos estos años de experiencia, es que el SIDA no discrimina.

Aunque al principio de la epidemia se pensó que era una enfermedad de los gays, la dura realidad ha demostrado que nadie está fuera de peligro. Actualmente, y esta es una tendencia que se está observando no sólo en Estados Unidos sino en muchos otros países, los nuevos casos de infección del VIH se producen principalmente por el uso de drogas intravenosas al compartir jeringas contaminadas y por relaciones sexuales heterosexuales. De todos estos casos, la mayoría corresponden a lo que en este país se denomina como minorías, fundamentalmente entre los grupos de latinos y negros.

Y para muestra basta un botón: Según el Centro para el Control y Prevención de Enfermedades o CDC (en inglés: Center for Disease Control), en junio del año 2000 se denunciaron 753.907 casos de SIDA en el país. En 1998, el número de casos de SIDA en Estados Unidos por cada 100.000 habitantes era de 66,4 negros; 28,1 latinos o hispanos; 8,2 blancos no hispanos, 7,4 indígenas americanos y nativos de Alaska y 3,8 asiáticos y de las islas del Pacífico.

Las mujeres están siendo afectadas de manera creciente y desproporcionada; el número de casos de mujeres y niñas adolescentes entre 1985 y 1998 aumentó más del triple ya que el 7 por ciento se elevó al 23 por ciento.

En los últimos años se viene diciendo que en Estados Unidos y en otros países desarrollados la epidemia de VIH y del SIDA se ha estabilizado, ya que el número de nuevos casos al año no aumenta aceleradamente sino que se mantiene constante. Sin embargo, se calcula que en Estados Unidos este punto de estabilización ha alcanzado un nivel inaceptable de 40.000 nuevos casos cada año, lo cual es una tasa de aumento que, según se calcula, es igual a la que se observaba durante la década de los 90.

De acuerdo al CDC, los nuevos casos de infección se han producido por la vía sexual y se estima que la mitad de las personas que se han infectado es menor de 25 años. Si bien es cierto que ha disminuido el número de casos al año entre los hombres homosexuales, la población heterosexual y en especial entre las mujeres, el número de infecciones ha aumentado alarmantemente. Las cifras indican que la magnitud de la epidemia es enorme. A finales de 1998, más de 33 millones de personas en todo el mundo estaban infectadas con VIH o tenían SIDA y el 43 por ciento de estas casos eran mujeres o niñas. Según cifras estimadas del programa de las Naciones Unidas sobre el VIH y el SIDA o UNAIDS, se calcula que en 1998 hubo 5,8 millones de casos de VIH, aproximadamente 16.000 casos al día de los cuales, más del 95 por ciento ocurrieron en países en desarrollo. En 1998 la infección del VIH y del SIDA ocupaba el cuarto lugar en el mundo como causa de muerte, que se tradujo en aproximadamente 2.3 millones de muertes. En los inicios de este nuevo milenio se calcula que más de 40 millones de personas tienen VIH.

¿QUÉ HACER SI EL EXAMEN RESULTA POSITIVO?

Si una persona decide hoy hacerse la prueba del VIH y el resultado es positivo, el impacto y los sentimientos que esa noticia le van a producir se parecerá, muy posiblemente, a los que sintió otra persona que recibió la misma noticia hace 15 o 20 años: depresión, tristeza, coraje y un sinnúmero de emociones, preguntas y sentimientos. Pero en la actualidad, a diferencia de aquella época en que la ciencia tenía poco que ofrecer y la discriminación y el estigma social que las personas tenían que enfrentar eran mucho más fuertes que ahora, no todo está perdido.

Ahora existen organizaciones que prestan servicios sociales, psicológicos y médicos a las personas VIH positivas o que ya tienen SIDA. Es importante señalar que muchas de estas organizaciones, —algunas de alcance nacional—, existen gracias a la lucha de las propias personas con SIDA, que desde el inició de la epidemia se organizaron para exigirle al gobierno y a la sociedad que atendieran sus necesidades.

Es verdad que no hay una cura para el SIDA, pero también es cierto que hoy existen servicios y tratamientos que le dan esperanza a quienes se tienen que enfrentar a la nueva realidad de tener VIH.

Sin embargo, es necesario subrayar que los tratamientos algunas veces son muy complejos, tienen limitaciones y las medicinas no le sirven a todo el mundo; hay tipos de VIH que resisten los medicamentos y también hay personas que no soportan los efectos secundarios que provocan las medicinas. Pero a pesar de eso, en algunos sectores de la sociedad, sobre todo en los grandes conglomerados urbanos del país, hay un poco menos de discriminación, menos enfermedad y menos muerte.

Después de 20 años de la aparición del SIDA, lo que puedes hacer si te enteras de que tienes VIH es muy diferente a lo que se podía hacer en ese entonces. Después del impacto inicial que seguramente te producirá la noticia y tras haber llorado, maldecido y haberte hecho mil reproches, lo que debes de hacer es:

- Recuperar y mantener la calma.
- No te aisles. Busca ayuda en el lugar donde vives ya que seguramente hay alguna organización comunitaria, clínica u hospital al que puedes acudir.
- Busca ayuda emocional. Si puedes, únete a un grupo de apoyo. Trata de hablar con un consejero y, de ser necesario, acude a un terapeuta.
- Busca atención médica y pide que te hagan una evaluación inicial para saber en que estado se encuentra la infección del VIH.
- Edúcate sobre el VIH y sobre el SIDA.
- Aprende sobre las infecciones oportunistas que afectan más comúnmente a las personas con VIH y de los tratamientos para prevenirlas.
- Conoce los tratamientos y las medicinas disponibles.

- Analiza junto con tu médico (si es posible incluye también en este proceso a tu terapeuta o consejero) cuál es el momento adecuado para que inicies un tratamiento con medicinas contra el VIH y cuáles serían los antirretrovirales adecuados para ti.
- Haz los cambios en tu vida personal que te permitan tener un buen estado de salud; por ejemplo vigila tu dieta alimenticia, tu descanso; procura no tener preocupaciones o tensiones, descansa, vigila tu ritmo de trabajo.
- Deja de fumar, reduce al mínimo el consumo de alcohol y si usas drogas recreativas elimínalas de tu diversión ya que está comprobado que debilitan las defensas del organismo.
- Toma las decisiones con calma. Pregúntale a tu médico, terapeuta, consejero o trabajador social todo lo que no entiendas.
- Si eres mujer y estás embarazada debes de hacer un plan y tienes que saber cuáles son las guías de tratamiento que existen. Tienes que tener cuidado prenatal. Involúcrate en la lucha contra el SIDA.

¿QUÉ HACER SI EL EXAMEN RESULTA NEGATIVO?

Seguramente que si decides hacerte el examen para detectar el VIH y los resultados son negativos te sentirás aliviado/a. Sea cual fuera el motivo por el que hayas decidido hacerte la prueba, ahora que sabes que no tienes VIH, no debes de bajar la guardia, tienes que seguir cuidándote y haciendo lo necesario para mantenerte VIH negativo/a, por lo que:

- Continúa informándote sobre el VIH y sobre el SIDA.
- Haz los cambios en tu vida personal que te permitan seguir manteniéndote VIH negativo/a.
- Involúcrate en la lucha contra el SIDA.

DERECHOS DE LAS PERSONAS CON VIH/SIDA

Desde el inicio de la epidemia las personas con VIH/SIDA, han recorrido un largo camino lleno de dolor, sufrimiento y discriminación por parte de la sociedad, del gobierno y de las instituciones de salud. Por eso, desde los primeros años se organizaron para luchar contra esta situación y para exigir sus derechos.

Una de las organizaciones más importantes que surgió de esta lucha fue la Coalición de Personas con SIDA (en inglés: People With AIDS Coalition or PWA). La organización nacional (en inglés: National Association of People With AIDS), se fundó en la ciudad de Denver, Colorado en 1983. En lo que se conoce como "Los Principios de Denver", se establecieron por primera vez los Derechos de la Personas con SIDA que consisten en:

- Vivir una vida plena a nivel emocional y sexual como cualquier persona.
- Tener acceso a atención médica, tratamientos, servicios de salud y sociales sin ningún tipo de discriminación debido a la orientación sexual, género, diagnóstico, situación económica o raza.
- Tener la información y las explicaciones necesarias sobre los procedimientos médicos y sus riesgos; poder escoger y negarse a recibir un tratamiento específico; negarse a participar en investigaciones sin que se ponga en peligro su tratamiento y el derecho a tomar decisiones bien fundadas sobre sus vidas.
- Derecho a la privacidad y a la confidencialidad de todos los archivos médicos, respeto a sus derechos humanos y el derecho a decidir quienes son sus guardianes legales en caso de ser necesario.
- Vivir y morir en dignidad.

A través de todo el país surgieron organizaciones de personas con VIH que con su lucha y con los años, lograron que el gobierno de Estados Unidos los incluyera bajo la protección de la Americans with Disabilities Act of 1990, mediante la cual no se puede ejercer ningún tipo de discriminación en contra de personas con VIH o con SIDA.

Los derechos y las protecciones que esta ley contempla: ninguna persona puede ser despedida de su empleo o trabajo por tener VIH; no puede ser expulsada de su vivienda; no se le pueden negar servicios públicos.

Para una versión detallada del Acta de Americanos con Incapacidades (en inglés: Americans with Disabilities Act), dirígete al Departamento de Salud del estado en donde vives, ya que es importante señalar que la ley se rige a nivel federal y cada uno de los estados la implementan de forma particular. En la última sección de este libro "A donde acudir", encontrarás organizaciones a nivel nacional que te pueden ayudar y que pueden aclarar las dudas que tengas sobre cuestiones legales.

También es importante establecer que el 25 de junio de 1998, la Corte Suprema de Estados Unidos dictaminó que el Acta de Americanos con Incapacidades de 1990, protege a las personas con VIH que no presenten síntomas de SIDA de todo tipo de discriminación. La resolución establece claramente que las personas no tienen que tener síntomas o enfermedades relacionadas con el SIDA para acogerse a los derechos que otorga la ley.

SALIENDO DEL HOYO

Para muchas personas, enterarse de que son VIH positivas puede suponer la noticia más devastadora de su vida. Por eso, es importante que si te acabas de enterar de un resultado positivo, después del impacto y la impresión sigas los consejos anteriormente mencionados.

En la mayoría de los casos el pesimismo y la depresión son sentimientos que agobian a quienes tienen que enfrentarse a esta nueva realidad. Entre otras cosas, el VIH confunde a las personas y les impide pensar de una manera adecuada. Por eso, es importante que siempre tengas presente que desde el instante en que recibes el diagnóstico, debes de comenzar a cuidarte. Si te sientes deprimido/a constantemente y que la depresión se está convirtiendo en tu estado de ánimo permanente, debes buscar ayuda de inmediato. Tienes que tener presente que la salud mental es igual de importante que la salud física.

Muchas veces la depresión, tanto en el hombre como en la mujer, es causada por la disminución de testosterona, así que si te sientes deprimido/a, debes de pedirle a tu doctor que te haga un examen para revisar los niveles de esa hormona.

El paso siguiente es buscar la ayuda de un terapeuta y pedirle que te haga una evaluación sicológica completa para determinar que tipo de tratamiento es el que necesitas. Tienes que recordar que un terapeuta mental, un sicólogo o un siquiatra, deben ser parte del equipo médico de tu tratamiento.

En caso de que necesites medicamentos, en la actualidad existe una amplia variedad de antidepresivos y el terapeuta sabrá si es necesario que tomes alguno. Y desde luego las sesiones con un terapeuta calificado es la mejor forma de combatir la depresión y al mismo tiempo te ayudará en el proceso de aceptar tu nueva realidad.

CÓMO ESCOGER EL MEJOR TERAPEUTA

Si estás deprimido/a con frecuencia, tienes ataques de ansiedad, o alguna otra emoción o molestia que no puedes controlar, tal vez ha llegado el momento de que busques la ayuda de un profesional de salud mental. Para asegurarte de que cuentas con el profesional más apropiado para tus necesidades y que vas a recibir una buena terapia sigue los consejos que se enumeran a continuación.

Pídele a tu doctor/a que te recomiende a alguien que él o ella conozcan. También puedes preguntarle a tus familiares o amigos que estén en tratamiento, si ellos te recomendarían a su terapeuta.

En Estados Unidos puede ofrecer este tipo de servicio un sicólogo clínico, el cual debe de tener un doctorado (en inglés, Ph.D.), un trabajador social que debe de haber cursado una maestría (en inglés, M.A. o MSW); ambos deben tener especializaciones en sicoterapia y es importante que te asegures de que su licencia pertenezca al estado donde vives. Por último el siquiatra (en inglés, M.D.) te puede dar terapia y recetar medicamentos.

Entrevista a varios candidatos. Pregúntales si tienen o han tenido pacientes con VIH. En dónde consiguen información sobre el VIH/SIDA y si se mantienen al día en las investigaciones.

Pregúntale si está dispuesto/a a reunirse con tu especialista de SIDA para hablar sobre tu tratamiento.

Pregúntate si te escucha y si contesta con claridad a las preguntas que le haces y si éstas te obligan a pensar y, quizás lo más importante, si te inspira seguridad y confianza.

Un terapeuta debe ser comprensivo/a y receptivo/a a tus sugerencias. Después de tres o cuatro sesiones, evalúa si la relación va creciendo, si sientes que no, busca a otro/a. Algunas veces lo mejor es probar con varios terapeutas para llegar al que a ti te conviene.

Si tu depresión no es muy fuerte, puede que mejores después de aproximadamente ocho sesiones y posiblemente la depresión desaparecerá en unos seis u ocho meses. Si es una depresión severa, la mejoría será más lenta y tal vez, si existe un componente biológico, puede que necesites tomar algún medicamento además de seguir una terapia.

Si no sabes que tipo de depresión sufres, pídele a tu terapeuta que te dé un diagnóstico detallado.

TRATAMIENTOS

Después de la impresión de recibir la noticia y conforme avanzas en tu proceso, llegará un momento en que estarás listo/a para combatir la enfermedad.

Una parte de la estrategia es tomar medicinas contra el

VIH y muchas veces el proceso para llegar a la decisión de comenzar un tratamiento es difícil y complicado. Para tratar el VIH, los médicos usan un tipo de medicinas conocidas como antirretrovirales. Estos medicamentos retrasan la reproducción del VIH en el organismo. Su función principal es disminuir la cantidad de virus en la sangre y aumentar la cantidad de células CD4.

Los tratamientos que se usan para combatir el VIH, se conocen como Terapia Antirretroviral Altamente Activa (en inglés, Highly Active Antiretroviral Therapy, or, HAART). En la actualidad existen 19 medicinas contra el VIH aprobadas por la Administración de Medicinas y Alimentos de Estados Unidos, para este tipo de tratamiento y básicamente funcionan de la misma manera: anulan la reproducción del VIH. Si hay menos virus habrá menos ataques a las células CD4 del sistema inmunológico, las líderes del ejército que combate las enfermedades del cuerpo humano.

Una forma de medir la eficacia de las medicinas contra el VIH es manteniendo un récord del cálculo viral (carga viral), es decir, del número de copias de VIH en la sangre y el cálculo de células CD4 —número de células claves en el sistema inmunológico— más o menos cada tres meses.

Las guías actuales del Departamento de Salud y Servicios Humanos de Estados Unidos establecen que, para que el tratamiento HAART sea considerado eficaz, éste debe reducir la carga viral a casi cero o a un nivel "Indetectable" (50 reproducciones o menos) y hacer que las células CD4 aumenten después de cuatro a seis meses de haber iniciado el tratamiento.

Es importante aclarar que cuando se dice que la carga viral es "Indetectable", no significa que el VIH haya dejado de existir en el organismo, únicamente indica que el examen no detecta su presencia; de la misma forma hay que aclarar que tener un cálculo de células CD4, por debajo de 200, es decir lo que se considera la zona peligrosa proclive a sufrir alguna infección oportunista, no significa que la persona la va a contraer. El número de células CD4 en algunas personas aumenta aunque la carga viral no sea "Indetectable" y por otro lado, en otros casos permanece igual, aún cuando la carga viral sea "Indetectable".

¿QUÉ HACE UNA TERAPIA HAART?

Teoricamente, un tratamiento de este tipo ayuda a prolongar la vida de algunas personas y también las protege de enfermedades relacionadas con el VIH. Si se trata de una mujer embarazada, puede reducir el riesgo de transmisión del VIH al bebé durante el embarazo. El otro lado de la moneda es que provoca efectos secundarios que pueden producir serios malestares.

LO QUE TIENES QUE SABER

Si decides comenzar un tratamiento, es importantísimo saber que hay que tomar las medicinas a una misma hora todos los días, de acuerdo a las indicaciones del doctor, ya que de no hacerlo existe el peligro de que se cree un tipo (una cepa) de VIH resistente a los medicamentos. De la misma forma, hay que tener en cuenta que estas medicinas producen malestares que pueden alterar y disminuir la calidad de vida de quien las ingiere. También hay que tomar en cuenta, que muchos de los medicamentos que se usan en las combinaciones HAART, reaccionan y tienen diferente efecto si se ingieren junto con otras medicinas o si se usan drogas recreativas.

¿QUÉ SON LOS EFECTOS SECUNDARIOS?

Las terapias HAART provocan lo que se denomina como efectos secundarios. Entre los más comunes están: la náusea, diarrea, fatiga, salpullidos, erupciones en la piel e insomnio. Algunos de estos efectos desaparecen con el tiempo, frecuentemente dentro del primer mes de terapia mientras el organismo se adapta a la potencia de esos nuevos químicos aunque también puede ser que permanezcan. En algunos casos, si se cambian los medicamentos puede que se alivien los síntomas, pero si se quiere suprimir o cambiar de medicinas hay que consultarlo y discutirlo con el doctor.

Hay otros efectos secundarios más graves, provocados por las terapias HAART, por ejemplo la Lipodistrofia, un desorden que afecta la distribución de grasa en el cuerpo y está vinculado a cambios en la química sanguínea. La Lipodistrofia ocasiona la pérdida de grasa en algunos lugares del cuerpo y la acumulación de la misma en otros, lo que con el tiempo provoca cambios dramáticos y perturbadores en la apariencia física de las personas. Al mismo tiempo, las alteraciones en la química sanguínea, aumentan el riesgo de enfermedades del corazón y de diabetes. La terapia HAART se asocia también con problemas en el funcionamiento del hígado y de los riñones. Sin embargo, se desconocen los riesgos a largo plazo de las personas que toman una combinación HAART, por lo que muchas personas con VIH prefieren demorar su tratamiento.

Lo que hay que recalcar, para que quede bien claro, es que las medicinas que se toman como parte de la combinación de la terapia HAART no eliminan las reproducciones del VIH en la sangre. Aunque la carga viral sea indetectable, el VIH aún se encuentra en lo que se denominan las "reservas" del cuerpo, es decir, el VIH sigue presente en el semen y el tejido genital, en el tejido linfático, el estómago, las amígdalas, el cerebro. Y además, el solo hecho de tomar las medicinas no es ninguna garantía de que la personas que las ingieren, no vayan a contraer alguna de las enfermedades oportunistas u otras relacionadas con el SIDA.

CUANDO DEBE COMENZARSE UN TRATAMIENTO

Las guías federales del Departamento de Salud y Servicios Humanos de este país recomiendan comenzar un tratamiento cuando una persona tiene un cálculo de células CD4 por debajo de 350. Parece que en esa etapa es cuando se está más vulnerable a las infecciones oportunistas, aquellas que se aprovechan de la debilidad del sistema inmunológico. Muchos médicos se basan en el nivel de 200 células CD4, para recomendarle al paciente que inicie tratamiento. A pesar de estas recomendaciones, es necesario puntualizar que no existe una regla fija para responder a la pregunta de ¿cuándo comenzar un tratamiento? Lo mejor es investigar y pedirle al médico y al equipo de apoyo ayuda para contestar estas preguntas:

- ¿Cuáles son las posibilidades de que el sistema inmunológico se recupere si se inicia el tratamiento hasta que aparezcan los primeros síntomas relacionados con el SIDA?
- ¿Tiene algún impacto en el sistema de defensa del organismo iniciar un tratamiento inmediatamente después de conocer que se tiene VIH, (lo que se conoce como "intervención temprana"), tiene algún impacto en el sistema de defensa del organismo?
- ¿Cuándo y por qué se debe suspender la terapia?
- ¿Controlar un poco la carga viral es mejor que no controlarla en absoluto?

Si se cree que se adquirió recientemente el VIH, es recomendable discutir con el doctor/a, las ventajas y desventajas de comenzar una "intervención temprana". Existe alguna evidencia que sugiere que, si una persona inicia una terapia HAART inmediatamente después del contagio, eso ayudaría a proteger algunas de las defensas inmunológicas que van a ser destruidas conforme avanza la infección. Es recomendable que alguien que ha sido diagnosticado/a durante la primera etapa de la infección se haga exámenes de sangre regularmente para controlar cómo están funcionando las medicinas.

¿Y QUÉ TAL SI SE TRATA DE UNA MUJER EMBARAZADA?

Si estás en cinta y eres VIH positiva, tienes más razones todavía para buscar tu bienestar y el de tu bebé. Afortunadamente, existen opciones que reducen significativamente el riesgo de pasarle el VIH al bebé (Transmisión Perinatal). En caso de estar tomando un tratamiento, si la combinación de medicamentos HAART está funcionando, la recomendación es que no se suspendan. En estos casos es importante controlar el nivel de azúcar en la sangre, para prevenir la hiperglicemia —un alto contenido de azúcar en la sangre— o la diabetes.

En caso de que una mujer embarazada esté tomando medicinas contra el VIH, debe de contemplar cuidadosamente cómo van a afectar su salud, en caso de decidir comenzar un tratamiento. Además debe de tomar en consideración los efectos secundarios que le pueden provocar como, por ejemplo, náuseas.

Ingerir la medicina AZT (Retrovir) es el tratamiento que se recomienda para prevenir la transmisión prenatal y se aconseja un régimen de 13 semanas antes, durante y después del parto. En algunos casos funciona incluso si se inicia durante el parto o si se le da al recién nacido dentro de las primeras 48 horas después del nacimiento. También se ha observado que la droga Nevirapine (Viramune) reduce el riesgo de transmisión prenatal con tan sólo una pequeña dosis. Es importante tener en cuenta que hay drogas contra el VIH, entre las que se encuentran: Sustiva, Ziagen, Agenerase e Hydrea que no pueden tomar las mujeres embarazadas. Además, se recomienda vigilar y seguir una dieta adecuada y asistir a las consultas prenatales con el ginecólogo.

Si la decisión es esperar y no comenzar un tratamiento, hay que aprovechar para educarse sobre el VIH/SIDA y para controlar el estado de salud. No hay razón para comenzar un tratamiento hasta que se sufra de alguna infección oportunista. El cálculo de la carga viral y de las células CD4 ayudarán a tomar las decisiones adecuadas y a desarrollar un plan de acción.

EXÁMENES QUE TODA PERSONA CON VIH DEBE HACERSE:

- Cálculo de carga viral.
- Cálculo de células CD4.
- Exámenes de resistencia a las drogas de VIH.
- Análisis para detectar enfermedades venéreas.

- Exámenes de sangre para controlar el funcionamiento del hígado, el colesterol y el nivel de azúcar.
- Pruebas para medir el nivel de hormonas, especialmente de testosterona.

Lo importante de todos estos exámenes es el hecho de que permiten conocer los cambios en el cálculo de carga viral y en el de las células CD4. Además, de ser necesario, ayudan a tomar la mejor decisión en caso de que se tenga que cambiar de medicamentos. Por otro lado, dado que las medicinas pueden alterar la química sanguínea, los exámenes le darán al doctor una idea de cuál es el mejor tratamiento para la persona. Además, atacar enfermedades venéreas como la hepatitis C, la clamidia, el herpes, la gonorrea, la hepatitis y otras co-infecciones puede reducir el riesgo de transmisión del VIH y proteger el sistema inmunológico. Tanto la hepatitis C y la HPV, —el virus humano del papiloma— atacan comúnmente al organismo junto con el VIH. Hay que pedirle al doctor que haga un análisis de sangre para la hepatitis C, lo mismo que un Papanicolao y una coloscopía para el HPV.

CONSEJOS PARA ENCONTRAR AL MEJOR DOCTOR

A través de los años se ha demostrado que es fundamental para una persona con VIH o con SIDA, tener una relación de respeto y de trabajo con el médico, por lo que para comenzar hay que tener en cuenta lo siguiente cuando se busque un doctor.

- ¿Cuántos pacientes con VIH tiene?
- ¿Cuántos pacientes con VIH ha tratado?
- ¿Cuántos pacientes están en un tratamiento HAART?
- ¿Qué sabe sobre los tratamientos disponibles para el VIH?
- ¿Cómo toma sus decisiones?
- ¿Con quién más cuenta en su equipo? ¿Nutricionista? ¿Ginecólogo? ¿Médico general/familiar?
- ¿Aconseja a sus pacientes a que reciban terapia complementaria como acupuntura o masaje?
- ¿Le puedo llamar en caso de emergencia?

Preguntas que todo paciente con VIH debe hacerle a su doctor/a.

- ¿Con qué frecuencia serán las consultas?
- ¿Cuantos pacientes con VIH tiene?
- ¿Cuales son los hospitales en donde atiende a sus pacientes?
- Si necesito verlo de urgencia, ¿estará disponible?
- ¿Cual es mi cálculo de células CD4?
- ¿Cual es mi carga viral?
- ¿Me dará una copia de los resultados de mis exámenes?

Preguntas que toda mujer con VIH debe hacerle a su doctor/a.

- ¿A cuántas mujeres con VIH atiende?
- ¿Me puede aconsejar a un ginecólogo/a que tenga experiencia en el tratamiento de mujeres con VIH?
- ¿Está familiarizado/a con los problemas y temas que afectan a las mujeres VIH positivas?

SI YA TIENES EL DOCTOR/A, ENTONCES MANOS A LA OBRA

Una vez que ya se tiene un doctor que te va a tomar como paciente, hay que prepararse para sacarle el mayor provecho a las consultas por lo que:

Hay que anotar en un cuaderno los síntomas que se sienten y los efectos secundarios que producen las medicinas. Escribir todo lo que suceda por muy extraño que parezca y comunicárselo al doctor/a. Eso le ayudará a realizar un mejor diagnóstico y por lo tanto un mejor tratamiento.

Se deben de tomar en cuenta todas la situaciones que puedan repercutir en la salud.

Es importante ordenar y tener listos todos los documentos personales como: seguro médico o Medicaid; el nombre del farmacéutico y su número de teléfono; archivos médicos, rayos X y los resultados de los análisis de laboratorio.

Es conveniente elaborar un listado de todas las medicinas que se estén tomando, lo mismo que los remedios, soluciones y pastillas que no requieren receta asi como todos los medicamentos contra el VIH que se hayan tomado. Hay que mantener un récord de las dosis de medicina contra VIH que no se hayan tomado, con las fechas y días en que sucedió y es importante comunicárselo al médico.

Se debe informar al doctor/a de cualquier otro tratamiento alternativo, naturista u holístico que se esté recibiendo.

Hacer una lista de las cosas que quiere preguntarle al médico como: recetas que se estén terminando, exámenes de laboratorio que se necesitan, citas con especialistas; lo mismo que si necesitas una referencia para el acupunturista o el herbalista; compartir información con él o ella sobre nuevas medicinas que estén disponibles en el mercado o estrategias de tratamiento que se quieran discutir.

LOS TIPOS DE MEDICINA DISPONIBLES

Ya se ha establecido que las medicinas contra el SIDA de una Terapia HAART, pueden provocar que tus células CD4 aumenten una vez que las comiences a tomar, pero esto depende de muchos factores. Estas medicinas pueden provocarte —como ya se señaló— algunos efectos desagradables, sobre todo al principio, por lo que es importante que conozcas cómo interactúan con otros medicamentos.

Tienes que tener en cuenta que un tratamiento contra el

VIH es por el momento casi un compromiso de por vida y, además, algo fundamentalmente importante es que lo tienes que seguir al pie de la letra. Es decir, por ejemplo: si tomar las medicinas te causa problemas y malestares no debes de reducir la dosis o dejar de tomarlas, ya que eso puede provocar que el virus se vuelva resistente y las medicinas no tengan efecto alguno, con lo que se reducirían las posibilidades de que otras medicinas te funcionen. Si la combinación de medicinas que estás tomando no está funcionando o te produce muchos malestares, antes de tomar cualquier decisión debes consultarlo con tu doctor.

INHIBIDORES DE PROTEASA

Desde su aparición en 1996 los Inhibidores de Proteasa o PIs, como se les conoce en inglés, se convirtieron en las medicinas que revolucionaron los tratamientos en contra del VIH, al mismo tiempo que se les consideró como las más prometedoras. Los PIs son medicinas diseñadas, es decir, son los primeros fármacos diseñados específicamente para atacar al VIH y son una de las medicinas más poderosas contra el VIH.

Si sigues un tratamiento con estas medicinas debes de tener en cuenta que necesitan mucha atención ya que tienes que ingerirlas puntualmente a su hora y seguir cuidadosamente las restricciones alimenticias que necesitan para funcionar bien. Después de comenzar a tomarlas podrás experimentar una disminución de la carga viral y un aumento de las células CD4. Los PIs trabajan con otras medicinas, generalmente con otros "nukes". No se sabe cual de los cinco PIs es el que funciona mejor. Cada uno es diferente en cuanto a los efectos secundarios que causan asi como las sobredosis más adecuadas para cada persona y restricciones alimenticias que deben seguirse; en lo que sí son muy similares es en cuanto al desarrollo de resistencia del VIH a un PIs.

Los problemas que causan son náusea, vómitos y diarrea, molestias que por lo general continúan a largo plazo. También pueden producir problemas en el higado y cambios en el metabolismo, produciendo elevadas concentraciones de azúcar y grasas en el sistema sanguíneo y la redistribución de la masa y grasa corporal.

ANÁLOGOS NUCLEOSIDOS

Los Análogos Nucleósidos o "nukes" como se les conoce comúnmente en inglés, salieron al mercado hace más de 10 años. La mayoría de las combinaciones o cócteles contra el VIH comienzan con un "nuke" o dos. Estas medicinas necesitan tomarse con otras de otro tipo para que funcionen bien contra el VIH. Los "nukes" siempre trabajan en grupo con medicinas de otra clase. Actualmente hay seis nukes disponibles y algunos más se encuentran en experimentación.

Entre los efectos secundarios que provocan se encuentran: alteración del sistema nervioso central, dolor o adormecimiento en las extremidades inferiores (neuropatia periférica), dolores musculares y de cabeza, disminución de las células blancas y rojas y problemas gastrointestinales como diarrea, náusea y vómitos.

ANÁLOGOS NO-NUCLEOSIDOS

Los doctores están recetando este tipo de medicamentos para aquellas personas que van a seguir por primera vez un tratamiento. Uno de sus lados más negativos es que los "no-nukes" que se encuentran disponibles tienen un gran defecto: si la persona desarrolla resistencia viral a uno, esa resistencia es para todos. Cuando se están tomando otras medicinas, el VIH tiene que mutar varias veces (es decir cambiar su DNA, código genético) para hacerse resistente a un Inhibidor de Proteasa, por ejemplo. En cambio con los "no-nukes" una sola mutación hace al VIH resistente. Por lo que en el caso de estos fármacos hay que seguir al pie de la letra las instrucciones para tomar un "no-nuke". Los efectos secundarios que producen pueden ser reacciones alérgicas en la piel, insomnio, problemas emocionales, ansiedad, mal humor y depresión. También se pueden presentar problemas en el metabolismo similares a los causados por los PIs.

HYDROXYUREA

También llamada Hydrea, ésta es una medicina contra el cáncer que se conoce desde hace tiempo, se utiliza como comodín, no ataca directamente al VIH sino que impide que las CD4 se dividan y reproduzcan más virus, se encuentra en la etapa de tratamiento experimental para el VIH y en la actualidad la toman muchas personas, su uso se ha extendido como parte de las combinaciones contra el VIH y, hasta el momento, los resultados son prometedores. Otro factor muy importante es que, debido a que ataca a las células infectadas con VIH y no al virus en sí, no se corre el riesgo de desarrollar resistencia. Además la Hydroxyurea funciona bien con los nucleósidos y puede revertir la resistencia a otras medicinas. La otra cara de la moneda es que no lo puede tomar todo el mundo. También provoca la disminución de las células del sistema inmunólogico. Dado que se encuentra en la etapa de tratamiento experimental no se sabe con seguridad su efectividad y sus efectos secundarios. Tampoco se conoce si se está usando de la mejor manera.

TRATAMIENTOS ALTERNATIVOS

La Medicina Natural es utilizada, en algunos casos, como complemento a los tratamientos con fármacos contra el VIH. Algunas personas prefieren utilizar estas ciencias de curación y diagnóstico en lugar de comenzar una terapia con medicinas contra el VIH. La Homeopatía, la Medicina China, la Iridiología y la Naturopatía utilizan diferentes formas de diagnóstico y tratamiento y algunos de sus métodos se han utilizado por cientos e incluso miles de años. Estas ciencias de curación enfocan sus teorías en la capacidad curativa del cuerpo y para lograrlo no utilizan fármacos sino remedios naturales.

El VIH y el SIDA han incrementado el interés por rescatar y utilizar algunas de estas antiquísimas tradiciones curativas. Algunas personas con VIH utilizan este tipo de medicina, especialmente para contrarrestar los efectos secundarios que causan las medicinas para el VIH. También algunos médicos recomiendan algunos remedios naturales para prevenir algunas infecciones oportunistas.

Es importante señalar que si quiere utilizar algún tipo de remedio natural, debe consultar a un naturista certificado (es decir que tenga licencia) por eso es importante como se estableció anteriormente, la necesidad de tener una comunicación adecuada con el doctor/a; lo ideal sería que él o ella aconsejen al paciente a un médico naturista o un homeópata que ellos conozcan. También se puede conseguir información en los grupos de apoyo y las organizaciones comunitarias del lugar donde se viva.

Otro elemento importante para alguien que tiene VIH, es que debe preocuparse por su cuerpo. Los masajes y la acupuntura contribuyen al aumento de energía, al relajamiento y al descanso. Lo anterior junto con una dieta balanceada ayudará a evitar el desgaste en el organismo provocado por el VIH y contribuirá a mantener la salud y a fortalecer el sistema inmunológico. Al final, si se sigue el tratamiento, los remedios naturales y una buena nutrición, contribuirán a que el tratamiento de buenos resultados.

A DÓNDE ACUDIR

Aquí tienes algunas organizaciones a las que puedes acudir. Los nombres están en inglés ya que así aparecen en los directorios. Aparecen organizaciones nacionales, publicaciones y aquellas que proporcionan información a través de Internet. Para conseguir información sobre servicios y recursos en el área donde vives te puedes comunicar con alguna de las que aparecen a continuación.

AIDS Action
Una red de información que cuenta con más de 3 mil organizaciones dedicadas a la política federal sobre el VIH/SIDA, la investigación, la prevención y la atención a personas con VIH/SIDA.
1906 Sunderland Place N. W.
Wsashington, DC 20036
(202) 530-8030
www.aidsaction.org

AIDS Clinical Trials Information Service (ACTIS)
Recibe y diseña información sobre tratamientos experimentales para adultos y niños, patrocinados por instituciones gubernamentales y compañías farmacéuticas. Puedes encontrar información de un tratamiento específico sobre un tema o hecho en particular.
www.actis.org

AIDS Education Global Information Service
El sitio más grande sobre SIDA en toda la Red, con información nueva cada hora.
www.aegis.com

AIDSmeds.com
Un sitio fácil de usar, tiene una guía con lo básico sobre el VIH y tratamientos.
www.aidsmeds.com

AIDS Proyecto Los Angeles
Ofrece asistencia a personas con VIH/SIDA. Cuenta con programas educativos y grupos de apoyo para mujeres.
www.apla.org

AIDS Treatment Data Network Treatment Action Group
Contiene una amplia variedad de organizaciones que prestan servicios sobre VIH/SIDA, lo mismo que boletines informativos.
www.aidsinfonyc.org

CDC National Prevention Information Network
Con información que se actualiza a diario y consejos sobre prevención del VIH, tuberculosis y otras enfermedades que se transmiten sexualmente. En inglés.
www.cdcnpin.org

Critical Path AIDS Project
Información analítica de activistas sobre VIH y tratamientos.
www.critpath.org

HIV/AIDS Treatment Information Service
Lo último sobre las regulaciones federales. En inglés y español.
www.hivatis.org

The Kaiser Family Fundation
Organización sin fines de lucro con base en California, ofrece resúmenes diarios sobre SIDA, noticias y análisis de fondo político.
www.kff.org/hiv

Latino Commision on AIDS
Programas de apoyo a organizaciones y personas afectadas por el VIH/SIDA
80 Fith Avenue. Suite 1501
New York N Y 10011
212.6756.3288

Medscape
Información médica fácil de leer. Con lo último sobre conferencias, resúmenes de artículos de revistas y reportes sobre infecciones oportunistas y lo más reciente sobre efectos secundarios.
hiv.medscape.com

National AIDS Treatment Advocacy Project
Información sobre tratamientos, medicinas y foros comunitarios.
www.natap.org

National Minority AIDS Council
Asistencia técnica a organizaciones y personas de todo el país.
www.nmac.org

Pediatric AIDS Fundation
Investigaciones y recursos para niños
www.pedaids.org

POZ Magazine
Publicación mensual con información para todo mundo. También publica POZ en Español.
www.poz.com

Project Inform
Cuenta con información de la A a la Z sobre tratamientos y cuestiones sociales.
www.projectinform.org

PARA MUJERES

WISE Words
Boletín de Project Inform sobre tratamientos y asuntos de mujeres.
www.projectinform.org/pub/ww_index.html

Women Alive
www.thebody.com/wa/wapage.html

Women Organizes To Respond to Life Threatening Diseases
www.womenhiv.org

PARA PRISIONEROS

ACLU National Prision Project
202.234.4880 (No se aceptan llamadas por cobrar)
1875 Connecticut Ave., NW
Suite 410
Washington DC 20009

AIDS in Prision Project
718.378.7022 (Aceptan llamadas por cobrar)
809 Westchester Ave.
Bronx NY 10455

Prisoner's Rigths Project of the Legal AID Society
www.legal-aid.org

California Prision Focus HIV & Prision Committee
510.665.1935
2940 16th St., Suite 1001
San Francisco CA 94103

PARA USUARIOS DE DROGAS INTRAVENOSAS

Positive Health Project
Información sobre el intercambio de jeringas, especialmente para mujeres, trabajadoras sexuales y la comunidad transexual.
www.positivehealthproject.org

Harm Reduction Coalition
Tratamientos alternativos para tratar las adicciones de personas con VIH.
www.harmreduction.org

ALGUIEN CON QUIEN HABLAR
Algunas organizaciones cuentan con líneas telefónicas gratuitas para hacer preguntas, conseguir información para saber a donde acudir y también dan consejería.

AIDS Treatment Data Network
(ATDN)
800.734.7104

CDC National AIDS Hotline
Ofrece información sencilla y clara sobre sexo seguro.
En Español: 800.344.7432
800.342.AIDS

Gay Men's Health Crisis
Ofrece información sencilla y clara sobre sexo seguro.
800.AIDS.NYC

HIV/AIDS Treatment Information Service
800.HIV.0440

Project Inform
800.822.7422

INFORMACIÓN EN ESPAÑOL

Entre Hermanos
Información, orientación y pruebas de VIH.
607 19th Avenue, East
Seattle, WA 98112
206.322.7061 ext. 215

Health Initiative for Youth (hi-fy). Health Action Research Team
1242 Market Street, 3rd floor
San Francisco, CA 94102
415.487.5777

Latino/a Lesbian & Gay Organization of Michigan
3815 West Fort Street c/o Affirmations
Detroit, MI 48216
248.398.7105

Amigos y Voluntarios en Educación y Servicios (AVES)
4126 SW Feeway, Suite 1717
Houston, TX 77027
713.626.2837

Alianza Dominicana, Inc
715 West 179 Street
New York, NY 10033
212.795.4226

Hispanic AIDS Committee
1410 Guadalupe Street,
P.O. Box 120190
San Antonio, TX 78212-9390
210.224.7330

Latin American Youth Center
3045 15th Street, NW
Washington, DC 20009
202.265.9225

Sangre Nueva por Vida
P.O. Box 45226
Kansas City, MO 64171
816.292.2892

Boulder County AIDS Project
2118 14th Street
Boulder, CO 80302
303.444.6121

Southern Colorado AIDS Project
514 South Tejon
Colorado Springs, CO 80903
800.241.5468

Instituto de Salud Latina
95 Berkely Street
Boston, MA 02116
800.350.6910 (línea de salud)

Chelsea Teens Making a Difference/CENTRO LATINO de Chelsea
267 Broadway
Chelsea, MA 02150
617.884.3238

AIDS Resource Center for Children
182 Roseville Avenue
Newark, NJ 07107
201.483.4250

PROCEED Community Organized to Prevent AIDS
Community Initiative Unit
815 Elizabeth Avenue
Elizabeth, NJ 07201
908.351.7727

Covenant House New York
460 West 41st Street
New York, NY 10036
800.999.9999
(línea de auxilio)

Bronx AIDS Services
1 Fordham Plaza, Suite 903
Bronx, NY 10458
718.295.5605

Mount Sinai Adolescent AIDS Program
312 East 94th Street
Box 1005
New York, NY 10128
212.423.3000
212.241.8336

TALKSAFE @ St. Vincent Hospital
412 6th Avenue, Suite 401
New York, NY 10011
212.420.9400

Montefiore Adolescent HIV Program
111 East 210th Street
Bronx, NY 10467
718.882.0023

Metro TeenAIDS
651 Pennsylvania Avenue S.E.
Washington, DC 20003
202.543.9355

Central Florida AIDS Unified Resource
741 West Colonial Drive
Orlando, FL 32804-7343
407.849.1452

Serenity House Pediatric AIDS Foundation
2500 Curry Ford Road
Orlando, FL 32806
407.849.2437

Health Crisis Network
5050 Biscane Boulevard
Miami, FL 33137-3241
305.751.7775
305.751.9167 (línea para adolescentes)

PUERTO RICO

Centro de Diagnóstico y Tratamiento de la Playa de Ponce
Avenida Hostos #216
Ponce, PR 00745
787.843.9393 ext. 210, 211

Sección de SIDA Pediátrico
Departamento de Salud de P.R.
P.O. Box 70184
San Juan, PR 00936-8184
787.274.5591

AGRADECIMIENTOS

Yo siempre he dicho que para mi, la suerte es la de conocer a personas maravillosas que me han enseñado y de las que he aprendido lo que sé.

Aclarando que el orden de la mención no altera el afecto, todo mi amor para Frank Domínguez y Chester Greco, por abrirme las puertas de su casa y de sus corazones; a Dany Laird por todo lo que me sigue dando; a Cándido Negrón por su cariño y amistad incondicional; a Brad Peebles por los buenos momentos, los viajes y por tenerme como amigo; a Mario Murillo por todo lo compartido; a Aarón Alvarez por todo lo que sabemos; a Heriberto González por su impaciencia; a los hermanos Angel y Rubén López, a Ana Indych y Patricia Elizabeth por su solidaridad en tiempos difíciles; a Sean Strub y Xavier Morales por las oportunidades y su amistad; a todo el equipo de la revista POZ, mi cariño y agradecimiento para Walter Amstrong, Kevin O'Leary, Dennis Daniels, Tom Doyle, Megan Strub, Laura Withehorn y Allison Sack; gracias a mi colaborador Christian Del Moral por su paciencia y trabajo; a Alfredo González por las luchas compartidas; a Gamalier de Jesús por su amistad.

A Rossana Rosado por su amistad y confianza, por ser una mujerona, por apoyar este proyecto, y sobre todo gracias por creer en mí. A Sandra García por la poesía, sus historias y consejos. Mi gratitud y reconocimiento a Juana Ponce de León, mi editora, por la oportunidad, por su confianza y por hacer de este trabajo una delicia.

BIOGRAFÍA DEL AUTOR

Gonzálo Aburto Iniesta es editor de *POZ Español*, una revista dirigida a personas infectadas con el virus de SIDA, que ofrece información sobre la salud y cómo llevar una vida enérgica y saludable. Gonzalo Aburto es un activista que lucha por informar a las comunidades latinas sobre el SIDA.